BEI GRIN MACHT SICH IHR WISSEN BEZAHLT

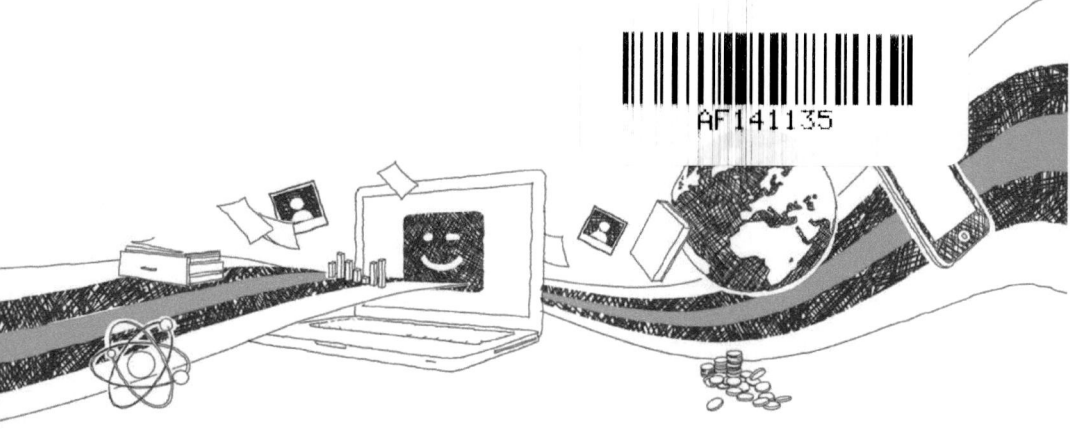

AF141135

- Wir veröffentlichen Ihre Hausarbeit,
  Bachelor- und Masterarbeit

- Ihr eigenes eBook und Buch -
  weltweit in allen wichtigen Shops

- Verdienen Sie an jedem Verkauf

Jetzt bei www.GRIN.com hochladen und kostenlos publizieren

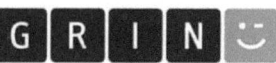

Bibliografische Information der Deutschen Nationalbibliothek:

Die Deutsche Bibliothek verzeichnet diese Publikation in der Deutschen National-
bibliografie; detaillierte bibliografische Daten sind im Internet über http://dnb.d-
nb.de/ abrufbar.

Impressum:

Copyright © 2017 GRIN Verlag, Open Publishing GmbH
Druck und Bindung: Books on Demand GmbH, Norderstedt Germany
ISBN: 9783668508095

Dieses Buch bei GRIN:

http://www.grin.com/de/e-book/373208/geschlechtssensible-pflege-von-frauen-mit-
behinderungen

Lisa Schwenty

Geschlechtssensible Pflege von Frauen mit Behinderungen

GRIN Verlag

GRIN - Your knowledge has value

Der GRIN Verlag publiziert seit 1998 wissenschaftliche Arbeiten von Studenten, Hochschullehrern und anderen Akademikern als eBook und gedrucktes Buch. Die Verlagswebsite www.grin.com ist die ideale Plattform zur Veröffentlichung von Hausarbeiten, Abschlussarbeiten, wissenschaftlichen Aufsätzen, Dissertationen und Fachbüchern.

Besuchen Sie uns im Internet:

http://www.grin.com/

http://www.facebook.com/grincom

http://www.twitter.com/grin_com

Philipps-Universität Marburg

Fachbereich Erziehungswissenschaften

Institut Erziehungswissenschaft

BA 11d – Vorurteilsbewusste Erziehung und Bildung

Modulabschließende Hausarbeit

Notwendigkeit geschlechtssensibler Pflege von Frauen mit Behinderung

Lisa Nadine Schwenty
Erziehungs- und Bildungswissenschaften
7. Fachsemester

Abgabetermin: 31.03.2017

Inhaltsverzeichnis

1. Einleitung

Die moderne Gesellschaft stellt als oberste Priorität zwei Ansprüche an einen Menschen: Gesundheit als Charakteristikum von Normalität und strukturelle Zweigeschlechtlichkeit. (vgl. Schildmann 2007). Dass Frauen und Mädchen mit Behinderung mehrdimensionaler Benachteiligung ausgesetzt sind, ist unstrittig. (vgl. u.a. BRK Art. 6 Abs. 1) Obwohl es Standard ist, dass Forschungsergebnisse nach Geschlecht aufgegliedert dargestellt und auf statistische Zusammenhänge mit anderen Kategorien untersucht werden, fehlt jedoch häufig eine tiefergehende Analyse von Geschlechterverhältnissen und geschlechtssensiblen Konsequenzen für die Pflege. Es herrscht ein eklatanter Mangel an Forschung in Bezug auf die Verbindung der Strukturkategorien Geschlecht und Behinderung als ,,Indikatoren gesellschaftlicher Ungleichheitslagen" (Schildmann 2007, S. 17). Daraus resultiert die Forderung nach Anerkennung des Geschlechts auch bei Menschen mit Behinderung.

Neben der häuslich-privaten Pflegetätigkeit, der zumeist Frauen nachgehen, ist der Pflegesektor ein großer Bereich auf dem Arbeitsmarkt. Von Assistenz abhängig zu sein bedeutet, der pflegenden Person mehr oder weniger ausgeliefert zu sein. Gewalterfahrungen sind im Leben vieler Frauen mit Behinderung sehr präsent. Sie erfahren bis zu dreimal häufiger Gewalt als nicht-behinderte Frauen. Jede dritte Frau mit Behinderung ist zudem in ihrer Kindheit oder Jugend Opfer von sexuellem Missbrauch geworden. Ebenso jede dritte wird oder wurde als Erwachsene zu sexuellen Handlungen gezwungen. Bis zu 90% der Frauen erleben psychische Gewalt und rund dreiviertel physische Gewalt. Warnsignale werden im Gesundheitssystem häufig übersehen. So werden blaue Flecken beispielsweise einem behinderungsbedingten Sturz zugeschrieben, ohne dass genauer nachgefragt wird. (vgl. Helfferich 2012)

Daraus ergibt sich die Notwendigkeit, Schutz vor Gewalt in allen Lebenslagen zu gewährleisten. Die vorliegende Arbeit geht der Frage nach, welches Konfliktpotenzial eine nicht-gendersensible Pflege birgt. Aufgrund der zuvor dargestellten Statistik liegt der Fokus auf Frauen mit Behinderung in Deutschland.

Im ersten Teil der Arbeit erfolgen die Definition relevanter Begriffe sowie eine Darlegung der Strukturkategorien Geschlecht und Behinderung. Darauf aufbauend wird der Bedarf hilfeabhängiger Menschen in Deutschland dargestellt sowie ein Einblick in die momentane Situation in Hinblick auf Pflegebedürftigkeit gegeben. Es folgen die rechtlichen Grundlagen von Pflege und Assistenz. Anschließend erfolgt eine Analyse der Notwendigkeit geschlechtssensibler Pflege. Im letzten Kapitel werden mögliche Handlungsstrategien vorgestellt. Es folgt ein abschließendes Fazit.

2. Frauen mit Behinderung in Deutschland

Dieses Kapitel setzt sich mit Mehrfachdiskriminierung aufgrund verschiedener sozialer Kategorien auseinander. Nach einer Definition von Intersektionalität und deren Ebenen erfolgt die Darstellung möglicher Kategorisierungen eines Subjekts anhand der Dimensionen Geschlecht und Behinderung sowie deren Wechselwirkungen.

2.1 Intersektionalität

Unter Intersektionalität versteht man, ,,dass soziale Kategorien wie Gender, Ethnizität, Nation oder Klasse nicht isoliert voneinander konzeptualisiert werden können, sondern in ihren ‚Verwobenheiten' oder ‚Überkreuzungen' (*intersections*) analysiert werden müssen. Additive Perspektiven sollen überwunden werden, indem der Fokus auf das *gleichzeitige Zusammenwirken* von sozialen Ungleichheiten gelegt wird. Es geht demnach nicht allein um die Berücksichtigung mehrerer sozialer Kategorien, sondern ebenfalls um die Analyse ihrer *Wechselwirkungen*" (Walgenbach 2012, S. 81, Hervorhebungen im Original). Intersektionelle Analysen beziehen sich im Gegensatz zu Begriffen wie *diversity* ausschließlich auf soziale Ungleichheiten oder Machtverhältnisse, nicht aber auf Differenzkategorien wie Leistung. Anders als beispielsweise die *Disability Studies* beziehen sie sich zudem auf mehr als eine zentrale Kategorie, relativieren isolierte Begriffe und fordern vielschichtige, multiple Analysen. Intersektionalität berücksichtigt zudem interne Verflechtung innerhalb der Strukturkategorien. (vgl. Walgenbach 2012; Raab 2012)

Boll et. al machten schon 1985 unter dem Titel *Geschlecht: behindert. Besonderes Merkmal: Frau* auf eine nach wie vor bestehende Problematik aufmerksam. Sie beschreiben, dass ,,Krüppelfrauen […] Frauen [sind], die behindert sind" (Boll et. al 1985, S. 8) und dass diese ,,als behindert behandelt [werden], die nebenbei weiblich sind". (ebd.) Behinderte gelten demnach ,,als eine Gruppe zwischen den Geschlechtern, die dritte Gruppe zwischen Männern und Frauen". (ebd.) Ersichtlich sei dies auch in alltäglichen Repräsentationen wie der symbolischen Anordnung von Toilettenschildern, auf denen körperbehinderte Personen weder als weiblich, noch als männlich identifizierbar dargestellt sind. (vgl. Walgenbach 2012)

Walgenbach verdeutlicht in ihrem Einführungstext über Intersektionalität und deren Perspektiven dahingehend die Problematik, dass behinderte Frauen lange Zeit gemeinsam mit Migrantinnen, Jüdinnen und schwarzen Frauen ,,im feministischen *Mainstream* als ‚die Anderen' repräsentiert und verobjektiviert wurden" (Walgenbach 2012, Hervorhebung im Original) und Interessen und Forderungen ,,entweder nicht wahrgenommen oder als ‚Spezialinteressen' bagatellisiert" (ebd.) wurden. Die Autorin wirft zudem die Frage auf, welche Kategorien als relevant gesetzt und tendenziell marginalisiert oder ausgeblendet werden, da unzählige Analysedimensionen wie beispielsweise Alter, Sexualität und Nation gesetzt werden könnten. Heike Raab spricht im Zuge dessen von ,,vielfältigen emanzipatorischen Kämpfe[n] von Minorisierten" (Raab 2012), unter denen sie ,,Frauen, Lesben, Schwule, Behinderte, MigrantInnen und sozial Deprivilegierte" (ebd.) versteht. Als Aufgabe des Intersektionalitätsgedanken versteht die Autorin die ,,hohe Komplexität, gegenseitige Bedingtheit und wechselseitige Abhängigkeit der nunmehr global-neoliberalen Weltordnung und deren neuen In-/Exklusionsprozessen" (ebd.) widerzuspiegeln. Jedoch führen diese Intersektionalitätsdebatten um verschiedene Ansätze an dieser Stelle zu weit und seien deshalb nur am Rande erwähnt.

Als relevant für die Betrachtung intersektioneller Analysen arbeitet Walgenbach als Folge der Kritik an eindimensionalen, isolierten und additiven Perspektiven die Frage heraus, wie sich Kategorien wechselseitig verstärken, abschwächen und verändern. Unterschiedliche Diskriminierungen wirken zusammen und verschmelzen zu eigenen Konstellationen. (vgl. Walgenbach 2012) Im folgenden Abschnitt werden die Wechselwirkungen von Geschlecht und Behinderung betrachtet.

2.2 Geschlecht und Behinderung

In diesem Kapitel geht es darum, gesellschaftliche Zuschreibungen aufgrund des weiblichen Geschlechts sowie aufgrund einer Behinderung darzustellen. Basierend auf der biologisch angenommenen Zweigeschlechtlichkeit wird Geschlecht im Alltag konstruiert, reproduziert und mit spezifischen Bedeutungen versehen. Geschlecht bezeichnet Schildmann (2007) als eine ,,Kategorie, die die Menschen sozial-strukturell (im Wesentlichen) in zwei etwa gleich große Gruppen einteilt, aber vor dem Hintergrund einer historisch gewachsenen, hierarchischen Geschlechterordnung dem Mann [...] eine Vormachtstellung gegenüber der Frau einräumt" (S.18). Diese kulturellen Zuschreibungen bezeichnen das soziale Geschlecht, was im Englischen unter *gender* verstanden wird. Durch die genderbezogene Dichotomisierung werden Differenzen hergestellt und ,,gleichzeitig beide Geschlechter in ein komplementäres Verhältnis zueinander gesetzt" (Backes et. al 2008, S. 23). Der Mensch befindet sich demnach von Geburt an im ,,Prozess der Gender(re)konstruktion" (Schildmann 2007).

Im Vergleich dazu ,,dient die Kategorie Behinderung dazu, eine bestimmte Art der Abweichung von der männlichen bzw. weiblichen Normalität zu definieren und zu klassifizieren" (Schildmann 2007, S. 18). Damit gerate nicht die Hälfte der Gesamtbevölkerung, sondern ,,eine abweichende Minderheit" (ebd.) in den Blick.

Schildmann beschreibt weiterhin ein „tief verwurzeltes *eugenisches* Verständnis der Gesellschaft" (ebd., Hervorhebung im Original), woraus die Annahme resultiere, „dass bestimmte Menschen die ihnen eigene Geschlechtlichkeit nicht leben und entfalten sollen, damit sie sich vor allen Dingen nicht fortpflanzen" (ebd.), um Kosten durch Unterstützungsansprüche und Pflegedienstleistungen sowie die „Vererbung defekter Gene" (ebd.) zu minimieren.

Diese Ausführung verdeutlicht, dass auch in der heutigen modernen Gesellschaft von vielen Menschen Behinderten das Geschlecht geradezu abgesprochen wird. So gab ein Viertel der Frauen mit Behinderung, die von ambulanten Pflegediensten unterstützt werden, in einer Umfrage an, dass ihre Wünsche nach dem Geschlecht der Pflegenden weder abgefragt noch berücksichtigt werden und auch Köbsell (2007) konstatiert, dass oftmals nicht wahrgenommen wird, „dass es sich dabei um Mädchen und Jungen bzw. Frauen und Männer" (S. 31) handelt, sondern das Merkmal „Behinderung" dominiere. (vgl. Hermes, S. 25)

Desiree Laubenstein schreibt in ihrer Arbeit, dass behinderte Frauen „gesellschaftlich durchaus wahrgenommen [werden], denn würden sie nicht gesehen, könnten sie auch nicht unterdrückt und diskriminiert werden" (Laubenstein 2008, S. 312). Die geringe Wertschätzung und Akzeptanz, die sie der Gesellschaft Frauen mit Behinderung gegenüber zuschreibt, zeigt sich weiterhin in der Annahme, dass diese „nicht primär als Frau, sondern als Behinderte wahrgenommen werden, sodass ihr Geschlecht unter der Kategorie Behinderung subsumiert wird". (ebd.)

3. Zur Assistenzsituation von Frauen mit Behinderung

Die *bundesorganisationsstelle behinderte frauen* führte im Jahr 2002 eine bundesweite Umfrage bei behinderten Frauen durch, um eine Analyse der Assistenzsituation vollziehen sowie einen Überblick über die generelle Zufriedenheit mit der Pflege geben zu können. In den 96 insgesamt ausgewerteten Fragebögen waren 90% der teilnehmenden Frauen von einer Körperbehinderung betroffen. Da Frauen, die in einer Pflegeeinrichtung leben, mit 8% kaum erreicht wurden, beziehen sich die Aussagen in erster Linie auf die ambulanten Pflegeleistungen. Fast ein Drittel der Frauen benötigt rund um die Uhr Unterstützung. Mit 46% gab etwas weniger als die Hälfte an, mit ihrer derzeitigen Assistenzsituation zufrieden zu sein. Allerdings gaben ebenso 46% an, mit der Situation nur einigermaßen bis gar nicht zufrieden zu sein. (vgl. Hermes 2002)

Als Gründe für die Zufriedenheit wurde neben einer selbstbestimmten Lebensführung die Teilhabe am gesellschaftlichen Leben, eine gute Qualität der Assistenz sowie eine finanzielle

Absicherung genannt. Unzufriedenheit dagegen wurde unter anderem begünstigt durch fehlende finanzielle Mittel, die mangelnde Teilhabe am gesellschaftlichen Leben zur Folge haben können, da ausschließlich die Grundbedürfnisse abgedeckt werden können. Als weiterer negativer Punkt wurde fehlendes geeignetes Personal genannt. Es wird beschrieben, dass aufgrund geringer Entlohnungsmöglichkeiten auf wenig qualifizierte und unmotivierte Personen zurückgegriffen werden muss. Ebenso wird die Qualität der Assistenzdienste kritisiert, da oft Urlaubs- und Krankenvertretungen fehlen, Kräfte schlecht ausgebildet sind, Assistenzpersonal häufig wechselt und pflegebedürftige Personen nur einen sehr geringen Einfluss auf die Dienstpläne haben. Dadurch seien sie unflexibel, müssen Aktivitäten lange im Voraus planen und fühlen sich in ihrer Selbstbestimmung eingeschränkt. Die Frauen, die in Pflegeheimen leben, kritisieren zudem die unpersönliche und fremdbestimmte Pflege. (vgl. Hermes 2002, S. 16ff)

Maßgeblich für die positive Bewertung der Assistenzsituation sind wie bereits beschrieben eine selbstbestimmte Lebensführung, Teilhabe am gesellschaftlichen Leben sowie gute Qualität und finanzielle Absicherung der Pflege. Unzufriedenheit dagegen resultiert insgesamt aus fehlendem geeignetem Personal, mangelnder Arbeitsqualität sowie unpersönlicher und fremdbestimmter Pflege. Somit lässt sich festhalten, dass je geringer die Mitbestimmungsmöglichkeiten bezüglich der Wahl des Pflegepersonals sind, desto größer die Unzufriedenheit ist. (vgl. Hermes 2002, S. 16)

4. Rechtliche Grundlagen

Mit dem Pflegeversicherungsgesetz trat am 1. Januar 1995 das SGB XI in Kraft. Dieses definiert als pflegebedürftig ,,Personen, die wegen einer körperlichen, geistigen oder seelischen Behinderung für die gewöhnlichen und wiederkehrenden Verrichtungen im Ablauf des täglichen Lebens auf Dauer, voraussichtlich für mindestens sechs Monate, in erheblichem oder höherem Maße der Hilfe bedürfen". (Backes et. al 2008, S. 10 nach SGB XI)

Im Sexualstrafrecht, was bedeutsam für den Schutz vor sexuellen Übergriffen an Menschen, die von einer Behinderung betroffen sind, ist, wird festgehalten, dass ,,[e]ine körperliche, seelische oder geistige Behinderung [...] nicht mit einer Widerstandsunfähigkeit gleichzusetzen [ist], denn sie beeinträchtigt nicht die Fähigkeit zur Willensbildung" (Böhmack et. Al 2012, S. 6f nach Zinsmeister 2002). Nach der Strafrechtsreform von 1997 macht sich laut §177 Absatz 1 StGB auch strafbar, ,,wer die schutzlose Lage, in der das Opfer ihm ausgeliefert ist, ausnutzt, um sexuelle Handlungen an ihm zu begehen." (Böhmack et. al

2012, S. 7) Dadurch sollen vor allem Menschen geschützt werden, deren Widerstandsfähigkeit durch eine Behinderung eingeschränkt ist. Vor dieser Reform war es nicht unüblich, dass die Vergewaltigung einer körperlich eingeschränkten Person eine geringere Strafe mit sich brachte als die eines nicht-behinderten Menschen.

Die Hilfeleistungen der Pflegedienste werden nach drei Pflegestufen in Sach- und Geldleistungen für die ambulante oder stationäre Versorgung gestaffelt. Je nach Häufigkeit und Umfang der Unterstützung erfolgt eine Einstufung in Pflegestufe I (erheblich Pflegebedürftige), Pflegestufe II (Schwerpflegebedürftige) oder Pflegestufe III (Schwerstpflegebedürftige). In den Tätigkeitsbereich der Pflege fallen nach SGB XI Körperpflege, Ernährung, Mobilität und hauswirtschaftliche Versorgung. Dabei umfasst der Begriff sowohl die häuslich-familiär organisierte als auch ambulante, teilstationäre und stationäre Bereiche der beruflichen Pflege. Der Begriff der Pflege beschränkt sich somit auf einen Teilbereich der benötigten Hilfe, nämlich auf diejenigen Leistungen, die in der Pflegeversicherung festgelegt werden.(vgl. Backes et. al 2008, S. 28)

Assistenz beinhaltet dagegen ,,alle Handlungen, für die ein behinderter Mensch in seinem Alltag persönliche Hilfe benötigt, um selbstbestimmt leben zu können" (Hermes S. 3) und reicht somit von der Körperpflege über die Ernährung bis hin zur Mobilität. Soweit nicht explizit erwähnt, werden die beiden Begriffe in dieser Arbeit synonym verwendet, da die Übergänge fließend sind und die Frage nach der Geschlechtssensibilität für beide Bereiche gravierend ist. Der Fokus in dieser Arbeit liegt auf dem beruflichen Aspekt der Pflege und Assistenz. Häuslich-familiäre Pflege wird außer Acht gelassen, da diese privat organisiert und somit nicht in erster Linie abhängig von gesetzlichen Vorschriften, finanziellen Ressourcen und personellen Auslastungen professioneller Pflegedienste ist.

Das Selbstbestimmungsrecht des §2 SGB XI sowie das Individualisierungsprinzip des §3 Bundessozialhilfegesetz (BSHG) sind dahingehend auszulegen, ,,dass jedenfalls bei Leistungen, die in den Intimbereich der Betroffen eingreifen, der Wunsch nach Pflegekräften des eigenen Geschlechts nicht abgelehnt werden darf." (Hermes, S. 41 nach Prof. Dr. jur. Gerhard, 2002) Nach §14 des SGB I sind Servicestellen außerdem aufgrund ihrer Beratungspflicht dazu angehalten, pflegebedürftige Menschen auf ihr Wunschrecht hinzuweisen.Am 1. Juli 2001 trat das Neunte Buch Sozialgesetzbuch ,,Rehabilitation und Teilhabe behinderter Menschen" (SGB IX) in Kraft. Alle Gruppierungen wurden gleichberechtigt einbezogen und Menschen mit Behinderungen ,,nicht mehr primär als Objekte der Fürsorge betrachtet, sondern ihre Selbstbestimmung und ihre gleichberechtigte

Teilhabe am Leben in der Gesellschaft" (Arnade 2005) in den Fokus gerückt. Bereits der erste Paragraf erwähnt explizit die Berücksichtigung der Bedürfnisse behinderter Frauen. §9 bezieht sich auf das Wunsch- und Wahlrecht der Leistungsberechtigten. Er legt fest, dass ,,berechtigten Wünschen" (Arnade 2005 nach SGB IX, Hervorhebung im Original) aufgrund der persönlichen Lebenssituation sowie beispielsweise des Geschlechts entsprochen wird. Der deutsche Jurist Prof. Dr. jur. Gerhard Igl (2002) leitet daraus ab, dass ein Anspruch auf Pflegekräfte des eigenen Geschlechts besteht und betont, dass erstmal ausdrücklich das Geschlecht als zu berücksichtigendes Merkmal erwähnt wird.

Die behindertenspezifischen Rechte sind in verschiedenen Gesetzbüchern verankert. Das Grundgesetz besagt, dass niemand ,,wegen seines Geschlechts […] benachteiligt oder bevorzugt werden" (Grundgesetz für die Bundesrepublik Deutschland, Artikel 3) darf, ebenso wenig aufgrund einer Behinderung. Seit März 2009 gilt in Deutschland mit der UN-Behindertenrechtskonvention (BRK) ein umfassender Katalog zu nahezu allen Lebensbereichen von Menschen mit Behinderung. Die Konvention schafft keine neuen Rechte, sondern legt vielmehr bestehende Menschenrechte mit besonderem Blick auf Menschen mit Behinderung aus. Artikel 6 der Konvention befasst sich explizit mit Frauen mit Behinderung. Bereits im ersten Absatz wird dargelegt, dass diese einer mehrfachen Diskriminierung ausgesetzt sind und Maßnahmen zu ergreifen sind, um die Ausübung ihrer Grundfreiheiten trotzdem gleichberechtigt zu ermöglichen. (vgl. BRK 2009, Art. 6 Abs. 1) Artikel 16 verfolgt das Ziel, ,,Menschen mit Behinderungen sowohl innerhalb als auch außerhalb der Wohnung vor jeder Form von Ausbeutung, Gewalt und Missbrauch, einschließlich ihrer geschlechtsspezifischen Aspekte, zu schützen." (ebd. Art. 16 Abs. 1)

Mit der Reform der Pflegeversicherung, dem Pflege-Weiterentwicklungsgesetz von 2008, wurde die Relevanz des Themas der geschlechtersensiblen Pflege zunehmend in den Blick der Öffentlichkeit gerückt. Darin wird festgehalten, dass soweit wie möglich eine gleichgeschlechtliche Pflege ausgeführt werden soll. (vgl. §2 Abs. 2 Satz 3 11. Buch SGB XI) Dieser Absatz verpflichtet Pflegedienste zwar, nach Möglichkeit dem Wunsch nach gleichgeschlechtlichem Pflegepersonal nachzukommen, es besteht jedoch kein Rechtsanspruch.

§2 SGB XI befasst sich mit der Selbstbestimmung und begründet ein Wunsch- und Wahlrecht bei der Wahl der Leistungserbringer. §3 enthält seit dem 01.07.2008 explizit die grundsätzliche Pflicht zur Berücksichtigung des Wunsches nach gleichgeschlechtlicher Pflege, wobei dies durch den Verweis auf die erforderliche Möglichkeit des zuständigen

Dienstes eingeschränkt und somit nicht gewährleistet wird. (vgl. SGB XI Abs. 2 und 3)

5. Gründe für geschlechtersensible Pflege

In der zuvor vorgestellten Umfrage der *bundesorganisationsstelle behinderte frauen* wird zusammengefasst, wie das Pflegepersonal zusammengesetzt ist. Während 45% der befragten Frauen ausschließlich weibliche Assistenzkräfte beschäftigen, arbeiten 42% mit einem gemischt geschlechtlichen Team und 13% ausschließlich mit männlichen Kräften. Demnach arbeiten 87% ausschließlich oder auch mit weiblichem Personal, während mit 55% nur rund die Hälfte ebenso männliche Pfleger einsetzt. (vgl. Hermes 2002)

Einige Frauen erläutern, weshalb sie männliches Personal grundsätzlich ablehnen. Berichtet wird unter anderem von dem Gefühl eines Eingriffs in die Intimsphäre, wenn ihnen vom zuständigen Pflegedienst eine männliche Person zugeteilt wird. Auch die Angst vor sexuellem Missbrauch spielt eine Rolle. Weibliche Assistenz wird von behinderten Frauen vor allem dann gewünscht, wenn es um Körper- und Intimpflege geht. Diesen Wunsch äußerten 72% aller Befragten. (vgl. Hermes 2002, S. 15ff)

Die Versorgung pflegebedürftiger Menschen ist mit engem persönlichem und körperlichem Kontakt zwischen der jeweiligen Pflegeperson und dem pflegebedürftigen Menschen verbunden, besonders im Bereich der Körperhygiene. Während bis vor einigen Jahren Pflegetätigkeiten teilweise kostengünstig durch Zivildienstleistende abgedeckt werden konnten und weibliche Assistenzkräfte nur im Rahmen versicherungspflichtiger Beschäftigungsverhältnisse gewährleistet werden konnten und einen höheren finanziellen Aufwand bedeuteten, fällt dieser Aspekt heute durch die Abschaffung des Zivildienstes weitestgehend weg. Dies war zur Zeit der hier genutzten Umfrage noch nicht der Fall. Trotzdem entfällt ein Teil der Pflegeleistungen nach wie vor auf wenig fachlich qualifiziertes Personal, beispielsweise im Rahmen eines Freiwilligen Sozialen Jahres.

Eine Heimunterbringung pflegebedürftiger Menschen zieht für diese häufig Erfahrungen der Abhängigkeit mit sich. Diese sind besonders gravierend, wenn sie in sexuellen Übergriffen münden. Daraus resultiert die Angst vor Missbrauch, weshalb wiederum einige Frauen Pflege durch männliches Personal generell ablehnen. (vgl. Hermes 2002, S. 6; S. 15)

Knapp dreiviertel der befragten Frauen in der von Gisela Hermes verschriftlichten Umfrage berichten überwiegend von positiven Erfahrungen mit weiblichen Assistenzkräften. 19% jedoch berichten auch von negativen Erfahrungen, die sich unter Bevormundung, Unzuverlässigkeit, mangelhafter physischer und psychischer Belastbarkeit, dem Entstehen einer Konkurrenzsituation, verbaler Diskriminierung und fehlendem Einfühlungsvermögen zusammenfassen lassen. (vgl. Hermes 2002, S. 14)

Fast die Hälfte berichtet von überwiegend guten Erfahrungen mit männlichem Personal. Ein Viertel beschreibt allerdings auch negative Situationen. Neben Bevormundung und verbaler Diskriminierung stehen hier körperliche Verletzungen durch grobe Behandlung mangels Feinfühligkeit, Schwierigkeiten beim Anleiten eines Mannes sowie sexuelle Missbrauchserfahrungen im Vordergrund. Selbst wenn diese nicht von Seiten des Pflegenden erfolgen, kann männliche Assistenz an frühere Übergriffe erinnern. (vgl. ebd.)

Neben den bereits beschriebenen Schwierigkeiten, die zunächst aus einer nicht-geschlechtsspezifischen Pflege zu resultieren scheinen, ist jedoch auch das Erkennen und Thematisieren lebensgeschichtlich individuell geprägter Beziehungsdynamiken wichtig. Dabei können sowohl Hierarchisierungen als auch Handlungserwartungen aufgrund früherer Erfahrungen eine Rolle spielen. (vgl. Backes et. al 2008, S. 58) Diese müssen nicht zwingend geschlechtsabhängig sein. So kann es beispielsweise passieren, dass eine pflegebedürftige Frau sich durch eine weibliche Pflegeperson an frühere pflegende Familienmitglieder wie eine Tochter erinnert fühlt, wodurch eine Pflegerin möglicherweise als Trigger an vorhergegangene innerfamiliäre Bevormundung fungieren kann. In diesem Falle könnte das Problem durch das Einsetzen männlicher Pflegepersonen umgangen werden. Innerfamiliäre Pflege kann neben der Überlastung der Angehörigen zu einer starken einseitigen Abhängigkeit führen, die Autonomie und Selbstbestimmung behinderter Menschen gefährdet. (vgl. Hermes 2002, S. 4)

Bei Verrichtungen, die nicht die Intimsphäre der Pflegebedürftigen betreffen, können Geschlechtswünsche durch hohe zeitliche Intensität der Assistenz begründet werden, da die Grenzen zwischen Privat- und Intimbereich bei höherem Pflegebedarf fließend werden. Die Scham, die viele Menschen mit Behinderung empfinden, wenn sie sich vor Pflegepersonal entblößen, wird unterschätzt und es ist wichtig, Raum für das Ausdrücken von Wünschen bezüglich des Geschlechts zu bieten. Unter Berücksichtigung der Tatsache, dass vor allem Frauen mit Behinderung Opfer von sexuellem Missbrauch werden, scheint der Wunsch nach gleichgeschlechtlicher Assistenz bei der Intimpflege nur allzu verständlich. (vgl. Heusinger et. al 2015, S. 13)

Jedoch gibt es ebenso auch Frauen, die ausdrücklich gemischte Teams und männliche Assistenz wünschen. Hauptargument hierfür waren in der bereits erwähnten Umfrage körperliche Kraft sowie handwerkliches Geschick von Männern. Ebenso wird der unkomplizierte Umgang in der Beziehung zu männlichem Pflegepersonal hervorgehoben. (vgl. Hermes 2002, S. 15; S. 29f)

6. Handlungsstrategien

Wie in dieser Arbeit dargestellt wurde, ist es nicht möglich, geschlechtersensible Pflege pauschal als gleichgeschlechtliche Pflege zu definieren. Vielmehr ist es unabdingbar, auf individuelle Bedürfnisse einzugehen und nach entsprechenden Lösungswegen zu suchen. Weitere Arbeiten zu dieser Thematik sind erforderlich, um Pflegebedürftigkeit und Versorgung geschlechtsspezifisch zu untersuchen. Behinderung darf nicht als geschlechtsneutraler Zustand konstatiert werden und in einer Nichtanerkennung der Weiblichkeit resultieren. Es ist notwendig, die Mehrdimensionalität möglicher Diskriminierungen und Zuschreibungen aufgrund des Geschlechts sowie der Behinderung wahrzunehmen. Daher sollten ,,bei allen gesellschaftlichen Vorhaben die unterschiedlichen Lebenssituationen und Interessen von Frauen und Männern von vornherein und regelmäßig [berücksichtigt werden], da es keine geschlechtsneutrale Wirklichkeit gibt." (Schildmann 2007 nach BMFSFJ 2002, S. 5)

Bruner (2005) beschreibt, dass behinderte Menschen eine ,,überaus *heterogen* zusammengesetzte Gruppe von Menschen" (S. 62) darstellen und ,,das Subjekt *Behinderte/r* als autonomes, wesenhaftes, handlungsmächtiges und mit sich selbst identisches Subjekt" wahrgenommen werden muss. Es reiche daher nicht, sich auf ,,ein kollektives Subjekt, eine imaginäre Gemeinschaft der Behinderten" (ebd. S. 74) zu berufen, um Zufriedenheit mit der Pflegesituation herzustellen. Die Assistenz sollte geschlechtersensibel sein, nicht jedoch pauschalisierend.

Ziel sollte die Loslösung von geschlechtsspezifischen Kompetenzzuschreibungen und Arbeitsbereichen sein. Unabhängig davon ist es notwendig, Geschlecht trotz oder auch vor allem aufgrund einer Behinderung wahrzunehmen, dahingehende Bedürfnisse zu respektieren und Rücksicht auf geschlechtssensible Wünsche zu nehmen. Dies setzt voraus, ,,*dass man/frau die skizzierten geschlechterhierarchischen Grundstrukturen und Verhältnisse in ihrer Bedeutung für die Pflege in ihren unterschiedlichen Konstellationen zur Kenntnis nimmt, in ihrer Wirkungsweise erfasst und den überindividuellen Charakter erkennt.*" (Backes et. al 2008, S. 58 nach Backes 2005a, S 376, Hervorhebung im Original)

Die Position assistenzabhängiger Personen würde durch eine deutliche gesetzliche Verankerung des Rechts auf die Berücksichtigung der individuellen Wünsche bezüglich genderspezifischer Versorgung im SGB XI sowie im Bundessozialhilfegesetz gestärkt werden. Eine Einschränkung wie die Tatsache, dass ausschließlich bei ,,berechtigten Wünschen" (SGB IX) geschlechtssensibler Pflege entsprochen wird, sollte nicht vorgenommen werden, da die Gründe hierfür wie zuvor dargelegt subjektiv und somit individuell zu behandeln sind. Ebenso sollte die Realisierung der Bedürfnisse behinderter Menschen nicht abhängig von personellen oder finanziellen Ressourcen der Pflegedienste sein. Die Einschränkung, dass lediglich nach Möglichkeit des zuständigen Dienstes einem Wunsch entsprochen wird, wie es im §2 Abs. 2 Satz 3 11. Buch SGB XI bisher festgehalten wird, dürfte entsprechend auf Dauer nicht haltbar und zulässig sein.

Eine offene Frage, die in dieser Hausarbeit nicht behandelt wurde, ist zudem, inwieweit Männer mit Behinderung in Pflege und Assistenz diskriminiert werden. Nach wir vor ist dieses Berufsfeld eine Frauendomäne, sodass vergleichsweise häufig Männer von Frauen gepflegt werden und ihnen Wahlmöglichkeiten aufgrund personeller Engpässe vorenthalten werden. In Zeiten von Fachkräftemangel und Rationalisierungsdruck darf nicht die soziale Relevanz des Problems der Geschlechtergerechtigkeit verkannt werden. Zum Jahresende 2015 lebten 7,6 Millionen schwerbehinderte Menschen in Deutschland, wovon 50,8% männlich waren. Als schwerbehindert gelten Personen, denen von den zuständigen Versorgungsämtern eine Behinderung von 50 oder mehr attestiert wurde. (vgl Statistisches Bundesamt 2016) Im Gegensatz zu diesen sehr ausgeglichenen Zahlen, sind Frauen in Gesundheits- und Pflegeberufen deutlich überrepräsentiert. 2011 machten sie einen Anteil von 83% der insgesamt in diesem Sektor beschäftigten Menschen aus. Das Geschlechterverhältnis in der Gesundheitsbranche hat sich in den letzten Jahren nur minimal verändert. (vgl. Bundesagentur für Arbeit 2011, S. 8)
In der Forschung rückt der sexuelle Missbrauch von Männern häufig in den Hintergrund und bildet einen blinden Fleck. Übergriffe jeglicher Form werden oftmals nicht wahrgenommen oder als nicht so gravierend gewertet, da Männer als körperlich überlegen gelten und somit nicht in die Rolle des wehrlosen Opfers gedrängt werden. Ganz zu schweigen von psychischen Faktoren, die dieses Argument nichtig werden lassen können, treten bei einer Behinderung auch physische Aspekte in den Vordergrund, weshalb patriarchale Machtstrukturen aufgelöst, umgekehrt und im schlimmsten Fall auch in diese Richtung ausgenutzt werden. Obwohl diese Thematik nicht im Vordergrund der Hausarbeit steht, handelt es sich dabei um ein durchaus erwähnenswertes Forschungsfeld der Geschlechterstrukturen, in dessen Richtung es mit der Ausgangsfragestellung der Diskriminierung von Frauen mit Behinderung weiterzudenken gilt.

7. Fazit

Wie bereits in der Einleitung dargestellt, erleben Frauen mit Behinderung überdurchschnittlich häufig (sexualisierte) Gewalt. Diese Tatsache wird durch patriarchale Machtstrukturen und fehlende Individualität der Angebote für Pflegebedürftige gestärkt. Generell lässt sich festhalten, dass die Unzufriedenheit mit Assistenzsituationen umso größer ist, je geringer die Selbst- und Mitbestimmungsmöglichkeiten behinderter Menschen sind. Selbstbestimmung im Alltag ist bislang jedoch beispielsweise in Einrichtungen der Behindertenhilfe nur sehr begrenzt möglich. Häufig können weder Tagesabläufe, noch die Person, die bei der Intimpflege hilft, bestimmt werden.

Intersektionalität bietet einen Orientierungsrahmen, der die additiven Zuschreibungen aufgrund verschiedener sozialer Kategorien darzustellen versucht und verschiedene Ebenen miteinander verbindet. Deren Ambiguität bezüglich ihrer Theorien und Zugänge erschwert jedoch eindeutige Aussagen hinsichtlich der Mehrfachdiskriminierung von Frauen mit Behinderung. Wichtig scheint es jedoch in jedem Fall, die Wechselwirkungen von Machtverhältnissen wahrzunehmen und in die Lebensbereiche von Behinderten auch im Rahmen von Pflege und Assistenz zu integrieren. Gesellschaftliche Differenzierungsprozesse sollten dazu motivieren, klare Richtlinien zu schaffen, anstatt sie lediglich deskriptiv zu erfassen.

Die Funktions- und Wirkungsweisen verschiedener Differenzkategorien sowie dominante Schnittstellen gesellschaftlicher Konstruktionen bedürfen weiterer Untersuchungen. Eine Fokussierung auf die Behinderung läuft Gefahr, andere Unterdrückungsweisen wie Sexismus auszublenden anstatt diese zu integrieren. Geschlecht und Behinderung sind fundamentale Analysekategorien, die sich nicht in getrennten Forschungsbereichen äußern sollten.

Weiterhin ist es wichtig, dass Leistungsberechtigte über ihre Wunsch- und Wahlrechte aufgeklärt werden. Ihnen ist häufig nicht bekannt, dass es durchaus Möglichkeiten gibt, Leistungen nach den jeweiligen Bedürfnissen auszurichten, da Kostenträger von sich aus kaum Maßnahmen zur Verbreitung oder Umsetzung der Rechte unternehmen. Ein Rechtsanspruch auf geschlechtssensible Pflege sollte, unabhängig von pauschalisierenden oder objektiven Urteilen, individuell durchzusetzen sein und nicht dem Ermessen von Pflegediensten unterliegen.

In erster Linie ist eine kompetente Betreuung nicht abhängig vom Geschlecht der Assistenzkräfte, sondern von der zwischenmenschlichen Beziehung von pflegebedürftiger und pflegender Person. Ist das Vertrauen in der Assistenzbeziehung nicht gegeben, so wird die Situation insgesamt für beide Seiten nicht zufriedenstellend sein. Deutlich wurde in der vorliegenden Arbeit die Notwendigkeit bedarfs- und zielgruppenorientierter Konzepte zur Gewährleistung der PatientInnenorientierung. Individuelle Betreuung erfordert Sensibilität für spezifische Bedürfnisse pflegebedürftiger Menschen.

Als wichtige Präventionsmaßnahme gilt es, einen Anspruch auf die Umsetzung individueller Bedürfnisse gesetzlich zu verankern. Auch wenn dies nicht zwingend den Wunsch nach gleichgeschlechtlicher Pflege bedeutet, sollte das Ziel der Überlegungen daher sein, sich weniger von Kostenüberlegungen leiten zu lassen als viel mehr von der Realisierung von Bedürfnissen und Grundrechten Pflegebedürftiger und somit an Ressourcen und Restriktionen der Leistungsträger anzuknüpfen. Jedoch sollte Gender Mainstreaming nicht ausschließlich der Förderung und Gleichstellung von Frauen gewidmet, sondern stets unter Berücksichtigung und Einbeziehung aller Menschen entsprechend ihrer Ressourcen gedacht werden.

Literaturverzeichnis

Arnade, Siegrid (2005): Was sind frauenspezifische Belange im SGB IX? Umsetzung ausgewählter Paragrafen und Beispiele aus der Praxis. Projekt Politische Interessenvertretung behinderter Frauen. Kassel.

Backes, Gertrud; Amrhein, Ludwig; Wolfinger, Martina (2008): Gender in der Pflege – Herausforderungen für die Politik. Bonn. Friedrich-Ebert-Stiftung.

Boll et. al (1985): Geschlecht: behindert. Besonderes Merkmal: Frau.

Bruner, Claudia Franziska (2005): KörperSpuren. Zur Dekonstruktion von Körper und Behinderung in biografischen Erzählungen von Frauen. Bielefeld: Transcript (Körperkulturen).

Bundesagentur für Arbeit (Hrsg., 2011): Arbeitsmarktberichterstattung. Gesundheits- und Pflegeberufe.

Helfferich, Prof. Dr., Cornelia (2012): Lebenssituation und Belastungen von Frauen mit Behinderungen und Beeinträchtigungen in Deutschland. Endbericht. Bundesministerium für Familie, Senioren, Frauen und Jugend. Online abrufbar unter https://www.bmfsfj.de/blob/94208/8dd696f435d9f00297cea1f382738bfa/lebenssituation-und-belastungen-von-frauen-mit-behinderungen-langfassung-qualitative-studie-data.pdf , zuletzt geprüft am 23.03.2017

Hermes, Gisela (2002): Umfrage zur geschlechtsspezifischen Pflege/Assistenz bei behinderten Frauen. Hg. v. Bildungs- und Forschungsinstitut selbstbestimmten Leben. Online verfügbar unter https://www.bmfsfj.de/blob/84490/35b6253e54dbc7bdb8a539b5f64444e9/prm-24494-umfrage-data.pdf, zuletzt geprüft am 23.03.2017.

Heusinger, Prof. Dr., Josefinde; Kammerer, Dr., Kerstin; Berndt, Sina; Dumemrt, Sabine (2015): Genderspezifische Bedürfnisse von Pflegeheimbewohnerinnen und Bewohnern. Teilstudie des ZQP-Projekts Bedürfnisgerechte Pflege und Genderaspekte.

Igl, Prof. Dr. jur.; Gerhard (2002): Das Recht auf Pflegekräfte des eigenen Geschelchts unter besonderer Berücksichtigung der Situation pflegebedürftiger Frauen. Rechtsgutachten. Universität Kiel.

Jacob, Jutta; Wollrad, Eske (2007): Behinderung und Geschlecht - Perspektiven in Theorie und Praxis. Dokumentation einer Tagung ; [Fachtagung vom Dezember an der Carl-von-Ossietzky-Universität Oldenburg]. Oldenburg.

Köbsell, Swantje (2007): Behinderung und Geschlecht – Versuch einer vorläufigen Bilanz aus Sicht der deutschen Behindertenbewegung. In: Jacob, Jutta; Wollrad, Eske: Behinderung und Geschlecht - Perspektiven in Theorie und Praxis. Dokumentation einer Tagung ; [Fachtagung vom Dezember an der Carl-von-Ossietzky-Universität Oldenburg]. Oldenburg.

Laubenstein, Désirée (2008): Sonderpädagogik und Konstruktivismus. Behinderung im Spiegel der Anderen, der Fremdheit, der Macht. Münster [etc.]: Waxmann (Interaktionistischer Konstruktivismus, 5).

Praetor Intermedia UG: UN-Behindertenrechtskonvention. Inhalte. Online abrufbar unter https://www.behindertenrechtskonvention.info/inhalte/ , zuletzt geprüft am 23.03.2017

Raab, Heike (2012): Intersektionalität und Behinderung – Perspektiven der Disability Studies. Online abrufbar unter www.portal-intersektionalität.de ; zuletzt geprüft am 28.03.2017

Schildmann, Ulrike (2007): Behinderung und Geschlecht – Datenlage und Perspektiven der Forschung. In: Jacob, Jutta; Wollrad, Eske: Behinderung und Geschlecht - Perspektiven in Theorie und Praxis. Dokumentation einer Tagung ; [Fachtagung vom Dezember an der Carl-von-Ossietzky-Universität Oldenburg]. Oldenburg.

Statistisches Bundesamt (Hrsg., 2016): Pflegestatistik. Pflege im Rahmen der Pflegeversicherung. Ländervergleich – Pflegebedürftige 2013. Wiesbaden.

Statistisches Bundesamt (Hrsg., 2016): 7,6 Millionen schwerbehinderte Menschen leben in Deutschland. Pressemitteilung. Online abrufbar unter https://www.destatis.de/DE/PresseService/Presse/Pressemitteilungen/2016/10/PD16_381_2 27.html;jsessionid=0D4E259C882798AB7D94D63CDF4FC4F0.cae3 ; zuletzt geprüft am 28.03.2017

Walgenbach, Katharina (2012): Intersektionalität als Analyseperspektive heterogener Stadträume. In: Scambor, Elli/ Zimmer, Fränk (Hg.): Die intersektionelle Stadt. Geschlechterforschung und Medien an den Achsen der Ungleichheit. Bielefeld.

Walgenbach, Katharina (2012): Intersektionalität - eine Einführung. Online abrufbar unter http://portal-intersektionalitaet.de/theoriebildung/ueberblickstexte/walgenbach-einfuehrung/ ; zuletzt geprüft am 28.03.2017

Weibernetz e.V.: Handreichung zur Geschlechtergerechtigkeit bei der Umsetzung des BGG und dem Schaffen von Barrierefreiheit. Online abrufbar unter http://www.barrierefreiheit.de/tl_files/bkb-downloads/Projekte/geschlechtergerechtigkeit/handreichung_geschlechtergerechtigkeit.pdf , zuletzt geprüft am 23.03.2017

Wildwasser Freiburg e.V. (Hrsg., 2002): Ein Handbuch für Prävention und Beratung gegen sexuelle Gewalt an Mädchen und Frauen mit Körperbehinderung.

Zinsmeister, Julia (2002): Der Schutz der sexuellen Selbstbestimmung durch das Strafrecht. In: Wildwasser Freiburg e.V.: Ein Handbuch für Prävention und Beratung gegen sexuelle Gewalt an Mädchen und Frauen mit Körperbehinderung. S. 75

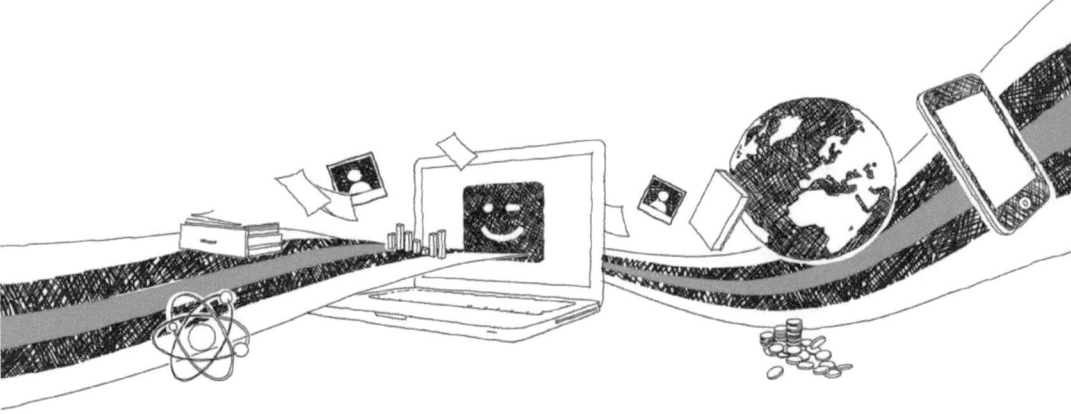
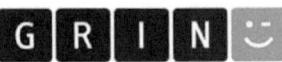